मधुमेह में आत्म-देखभाल एक मार्गदर्शिका

AF693480

प्रो. डॉ. एन.आर. गुर्जर

पी.एच.डी., आर.एन

नर्सिंग कॉलेज, निम्स

विश्वविद्यायल, जयपुर

मधुमेह रोगियों के लिए स्वयं-देखभाल एवं शिक्षण मार्गदर्शिका

"खुद की जिम्मेदारी, खुद की सुरक्षा – रोग नहीं, एक नई जीवनशैली"

समर्पण (Dedication)

यह पुस्तक उन सभी लोगों को समर्पित है, जो मधुमेह के साथ जीवन जी रहे हैं। आपकी हिम्मत और जीवटता प्रेरणादायक है। यह उन परिवारों और देखभाल करने वालों को भी समर्पित है, जो इस यात्रा में आपका साथ दे रहे हैं।

प्रस्तावना (Preface)

आज के समय में, मधुमेह एक गंभीर स्वास्थ्य चुनौती बन गया है, जो दुनिया भर में लाखों लोगों को प्रभावित कर रहा है। इसे अक्सर एक 'साइलेंट किलर' कहा जाता है क्योंकि इसके लक्षण धीरे-धीरे सामने आते हैं, लेकिन इसके प्रभाव बहुत ही हानिकारक हो सकते हैं। हालांकि, सही जानकारी, उचित देखभाल और सकारात्मक दृष्टिकोण से मधुमेह को प्रभावी ढंग से प्रबंधित किया जा सकता है।

यह पुस्तक इसी उद्देश्य के साथ लिखी गई है। हमारा लक्ष्य मधुमेह से पीड़ित व्यक्तियों को सशक्त बनाना है ताकि वे अपनी स्थिति को बेहतर ढंग से समझ सकें और आत्मविश्वास के साथ अपना जीवन जी सकें। हमने इस पुस्तक में वैज्ञानिक जानकारी को सरल और सुलभ भाषा में प्रस्तुत किया है ताकि यह सभी के लिए उपयोगी हो। इसमें आहार, व्यायाम, दवाएं, मानसिक स्वास्थ्य और जीवनशैली में बदलाव जैसे महत्वपूर्ण पहलुओं को शामिल किया गया है।

हम आशा करते हैं कि यह मार्गदर्शिका आपको मधुमेह के प्रबंधन में एक उपयोगी साथी के रूप में मिलेगी और आपको एक स्वस्थ और पूर्ण जीवन जीने में मदद करेगी।

भूमिका (Introduction)

मधुमेह कोई बीमारी नहीं है, बल्कि एक ऐसी स्थिति है जिसे जीवनशैली में बदलाव करके नियंत्रित किया जा सकता है। जब हमें मधुमेह का निदान होता है, तो अक्सर हम निराशा और चिंता से घिर जाते हैं। हमारे मन में कई सवाल आते हैं: "क्या मैं सामान्य जीवन जी पाऊँगा?", "मुझे क्या खाना चाहिए?", "क्या मुझे हमेशा दवाएं लेनी होंगी?" यह पुस्तक इन्हीं सवालों के जवाब देने और आपको सही दिशा दिखाने के लिए लिखी गई है।

इस पुस्तक का मुख्य उद्देश्य आपको **आत्म-देखभाल (self-care)** के महत्व से परिचित कराना है। आत्म-देखभाल का मतलब केवल दवाएं लेना या शुगर की जांच करना नहीं है, बल्कि यह एक समग्र दृष्टिकोण है जिसमें आपके शारीरिक और मानसिक स्वास्थ्य दोनों का ध्यान रखा जाता है। इसमें संतुलित आहार, नियमित व्यायाम, तनाव प्रबंधन और सही दवा का सेवन शामिल है

यह मार्गदर्शिका आपको मधुमेह को एक चुनौती के रूप में नहीं, बल्कि एक अवसर के रूप में देखने के लिए प्रेरित करेगी। यह एक ऐसा अवसर है, जहाँ आप अपने स्वास्थ्य की जिम्मेदारी ले सकते हैं और एक स्वस्थ जीवनशैली अपना सकते हैं। याद रखें, आप अकेले नहीं हैं।

विषय सूची

अध्याय 1: मधुमेह क्या है?

मधुमेह, जिसे आमतौर पर **शुगर** भी कहा जाता है, एक ऐसी स्थिति है जिसमें हमारे शरीर का ब्लड शुगर (रक्त शर्करा) स्तर सामान्य से अधिक हो जाता है। यह तब होता है जब हमारा शरीर या तो पर्याप्त इंसुलिन नहीं बना पाता या जो इंसुलिन बनाता है, उसका सही से उपयोग नहीं कर पाता।

इंसुलिन और ब्लड शुगर का रिश्ता

इसे समझने के लिए, आइए जानें कि हमारे शरीर में खाना ऊर्जा में कैसे बदलता है।

1. **खाना खाते ही...** जब हम कार्बोहाइड्रेट वाला खाना खाते हैं, जैसे कि रोटी, चावल या फल, तो यह ग्लूकोज में टूट जाता है। ग्लूकोज हमारी कोशिकाओं के लिए ऊर्जा का मुख्य स्रोत है।
2. **इंसुलिन का काम...** यह ग्लूकोज रक्त के माध्यम से पूरे शरीर में फैलता है। हमारी अग्न्याशय (pancreas) नामक ग्रंथि इंसुलिन नामक एक हार्मोन बनाती है। इंसुलिन एक चाबी की तरह काम करता है, जो कोशिकाओं के दरवाज़े खोलता है, ताकि ग्लूकोज अंदर जाकर ऊर्जा में बदल सके।
3. **मधुमेह में क्या होता है...** मधुमेह में, यह प्रक्रिया ठीक से काम नहीं कर पाती।
    - **टाइप 1 मधुमेह:** इसमें शरीर की रोग प्रतिरोधक क्षमता (immune system) अग्न्याशय पर हमला करके इंसुलिन बनाने वाली कोशिकाओं को नष्ट कर देती है। नतीजतन, शरीर में इंसुलिन नहीं बन पाता।
    - **टाइप 2 मधुमेह:** इसमें शरीर इंसुलिन तो बनाता है, लेकिन या तो पर्याप्त नहीं बनाता या कोशिकाएं इंसुलिन के प्रति प्रतिरोधी हो जाती हैं (जिसे **इंसुलिन रेजिस्टेंस** कहते हैं)। इसका मतलब है कि चाबी

(इंसुलिन) होने पर भी दरवाज़े (कोशिकाएं) नहीं खुलते, और ग्लूकोज खून में ही जमा होता रहता है।

मधुमेह के प्रकार

- **टाइप 1 मधुमेह:** यह आमतौर पर बच्चों और युवा वयस्कों में पाया जाता है। इसमें इंसुलिन लेना जीवन भर की आवश्यकता बन जाती है।
- **टाइप 2 मधुमेह:** यह मधुमेह का सबसे आम प्रकार है और अक्सर वयस्कों में होता है। इसे सही आहार, व्यायाम और दवाओं से नियंत्रित किया जा सकता है।
- **गर्भकालीन मधुमेह (Gestational Diabetes):** यह गर्भावस्था के दौरान होता है और आमतौर पर बच्चे के जन्म के बाद ठीक हो जाता है। हालांकि, जिन महिलाओं को यह होता है, उन्हें भविष्य में टाइप 2 मधुमेह होने का खतरा अधिक होता है।

मधुमेह (Diabetes) के कारण

1. टाइप-1 डायबिटीज़ के कारण

- यह एक **ऑटोइम्यून रोग** है – शरीर की रोग-प्रतिरोधक क्षमता (इम्यून सिस्टम) ही अग्न्याशय (Pancreas) की इंसुलिन बनाने वाली बीटा कोशिकाओं को नष्ट कर देती है।
- इसके कारण शरीर में **इंसुलिन नहीं बनता**।
- यह आमतौर पर बच्चों और युवाओं में पाया जाता है।
- सही कारण स्पष्ट नहीं है, लेकिन **जेनेटिक (अनुवांशिक)** और **वायरल संक्रमण** भूमिका निभा सकते हैं।

---

2. टाइप-2 डायबिटीज़ के कारण

यह सबसे आम प्रकार है। इसके मुख्य कारण हैं:

- **इंसुलिन रेजिस्टेंस** – शरीर की कोशिकाएँ इंसुलिन को सही से इस्तेमाल नहीं करतीं।
- **इंसुलिन उत्पादन कम होना** – समय के साथ अग्न्याशय पर्याप्त इंसुलिन नहीं बना पाता।
- प्रमुख जोखिम कारक:
    - मोटापा / अधिक वजन
    - शारीरिक गतिविधि की कमी
    - असंतुलित आहार (ज्यादा तैलीय/मीठा खाना)
    - परिवार में डायबिटीज़ का इतिहास
    - उम्र (40 वर्ष से अधिक पर ज़्यादा जोखिम)
    - उच्च रक्तचाप और उच्च कोलेस्ट्रॉल

---

3. गर्भावधि मधुमेह (Gestational Diabetes) के कारण

- गर्भावस्था के दौरान कुछ हार्मोन **इंसुलिन की क्रिया को कमज़ोर** कर देते हैं।
- कुछ महिलाओं में यह अस्थायी रूप से ब्लड शुगर बढ़ा देता है।
- प्रसव के बाद यह सामान्य हो जाता है, लेकिन आगे चलकर टाइप-2 डायबिटीज़ का खतरा बढ़ा देता है।

---

4. अन्य कारण (Secondary Diabetes)

- **अग्न्याशय रोग** (Pancreatitis, Pancreatic surgery, Cancer)
- **कुछ दवाइयाँ** (Steroids, कुछ मानसिक रोगों की दवाएँ)
- **हार्मोनल विकार** (Cushing's syndrome, Acromegaly)

मधुमेह के मुख्य लक्षण (Symptoms of Diabetes)

1. **बार-बार पेशाब आना (Polyuria)**
    - दिन और रात में बार-बार पेशाब आना।
2. **अत्यधिक प्यास लगना (Polydipsia)**
    - ज्यादा पानी पीने की जरूरत महसूस होना।
3. **अत्यधिक भूख लगना (Polyphagia)**
    - अधिक खाने की इच्छा होना।
4. **वजन घटना (Unexplained Weight Loss)**
    - बिना कारण वजन कम होना।
5. **थकान और कमजोरी (Fatigue & Weakness)**
    - जल्दी थकान महसूस होना और काम करने की शक्ति कम होना।
6. **धुंधली दृष्टि (Blurred Vision)**
    - आंखों में नजर कम या धुंधली दिखना।
7. **घाव धीरे-धीरे भरना (Slow Healing of Wounds)**
    - कट, खरोंच या घाव धीरे-धीरे भरना।
8. **त्वचा में बदलाव (Skin Changes)**
    - खुजली, सूखी त्वचा या दाग-धब्बे।
9. **हाथ-पैर में झुनझुनी या सुन्नता (Numbness/Tingling in Hands and Feet)**
    - स्नायु (Nerve) संबंधी समस्याओं के कारण।
10. **बार-बार संक्रमण होना (Frequent Infections)**
    - मूत्र मार्ग, त्वचा या मसूड़ों में बार-बार संक्रमण।

मधुमेह का मूल्यांकन

1. लक्षण (Symptoms)

- बार-बार पेशाब आना (Polyuria)
- अत्यधिक प्यास लगना (Polydipsia)
- अधिक भूख लगना (Polyphagia)
- वजन घटना बिना कारण
- थकान और कमजोरी
- दृष्टि में धुंधलापन
- घाव धीरे-धीरे भरना

2. शारीरिक परीक्षा (Physical Examination)

- वजन और बॉडी मास इंडेक्स (BMI)
- रक्तचाप (Blood Pressure)
- पैरों और त्वचा की जांच (संवेदनशीलता, अल्सर)
- नाड़ी और स्नायु परीक्षण (Neuropathy जांच के लिए)

मधुमेह का निदान

1. फास्टिंग ब्लड शुगर (Fasting Blood Sugar – FBS)

- 8–12 घंटे उपवास के बाद खून में शुगर का स्तर।
- **निदान मानक:**
  - सामान्य: < 100 mg/dL
  - प्रीडायबिटीज: 100–125 mg/dL

- डायबिटीज: ≥ 126 mg/dL

2. **रैंडम ब्लड शुगर (Random Blood Sugar – RBS)**
   - किसी भी समय लिया गया ब्लड शुगर।
   - **निदान मानक:** ≥ 200 mg/dL और डायबिटीज के लक्षण

3. **ओरल ग्लूकोज टॉलरेंस टेस्ट (OGTT)**
   - 75 ग्राम ग्लूकोज पीने के बाद 2 घंटे में ब्लड शुगर मापना।
   - **निदान मानक:**
     - प्रीडायबिटीज: 140–199 mg/dL
     - डायबिटीज: ≥ 200 mg/dL

4. **HbA1c टेस्ट**
   - पिछले 2–3 महीने के औसत ब्लड शुगर का पता चलता है।
   - **निदान मानक:**
     - प्रीडायबिटीज: 5.7–6.4%
     - डायबिटीज: ≥ 6.5%

5. **यूरीन टेस्ट (Urine Test)**
   - यूरिन में ग्लूकोज और कीटोन्स का पता लगाना।
   - डायबिटीज में अक्सर ग्लूकोज यूरिन में निकलता है।

डायबिटीज (मधुमेह) के टेस्ट की तैयारी

1. फास्टिंग ब्लड शुगर (FBS)

- **क्या मापता है:** बिना खाए हुए खून में शुगर का स्तर।
- **तैयारी:**

- 8–12 घंटे उपवास करें (पानी पी सकते हैं)।
- पिछले दिन शराब और भारी व्यायाम से बचें।
- दवा केवल डॉक्टर की सलाह पर लें।

---

2. ओरल ग्लूकोज टॉलरेंस टेस्ट (OGTT)

- **क्या मापता है:** शरीर शुगर को कैसे संभालता है।
- **तैयारी:**
  - **8–12 घंटे उपवास** करें।
  - टेस्ट से पहले कुछ दिन सामान्य भोजन करें (कार्ब्स को कम न करें)।
  - धूम्रपान, शराब और कैफीन से बचें।
  - टेस्ट में मीठा ड्रिंक पीना होता है और समय-समय पर खून लिया जाता है।

---

3. रैंडम ब्लड शुगर टेस्ट

- **क्या मापता है:** किसी भी समय खून में शुगर।
- **तैयारी:**
  - आमतौर पर उपवास की जरूरत नहीं।
  - टेस्ट से तुरंत पहले बहुत मीठा खाने-पीने से बचें।

---

4. HbA1c टेस्ट

- **क्या मापता है:** पिछले 2–3 महीने का औसत ब्लड शुगर।
- **तैयारी:**

- उपवास की जरूरत नहीं।
- दिन में किसी भी समय टेस्ट कर सकते हैं।

सामान्य सुझाव

- अच्छी तरह हाइड्रेट रहें (पानी पीएं)।
- दवाइयों के लिए डॉक्टर की सलाह मानें।
- फास्टिंग टेस्ट से पहले अत्यधिक मीठा भोजन न करें।
- अगर कई बार खून लेना है तो आरामदायक कपड़े पहनें।

मधुमेह का निदान क्यों ज़रूरी है?

लंबे समय तक ब्लड शुगर का अधिक रहना शरीर के अंगों को नुकसान पहुंचा सकता है, जैसे कि आँखें, गुर्दे, तंत्रिकाएं और हृदय। इसलिए, मधुमेह का समय पर निदान और सही प्रबंधन बहुत महत्वपूर्ण है। सही जानकारी और आत्म-देखभाल से आप एक स्वस्थ और सामान्य जीवन जी सकते हैं।

अगले अध्याय में, हम मधुमेह के प्रबंधन के सबसे महत्वपूर्ण पहलू "**स्वस्थ आहार और पोषण**" के बारे में बात करेंगे।

मधुमेह का इलाज (Treatment)

---

1. जीवनशैली में बदलाव (Lifestyle Modifications)

आहार (Diet)

- संतुलित भोजन करें, जैसे साबुत अनाज, दाल, हरी सब्जियाँ, फल।
- मिठाई, जंक फूड और शुगर युक्त भोजन कम करें।
- नमक और तेल का सेवन नियंत्रित करें।

व्यायाम (Exercise)

- रोज़ाना कम से कम 30 मिनट व्यायाम करें।
- चलना, साइकिल चलाना, योग और हल्का व्यायाम लाभदायक है।

वजन नियंत्रण (Weight Management)

- अधिक वजन होने पर उसे नियंत्रित करना जरूरी।
- मोटापा कम करने से ब्लड शुगर नियंत्रित रहता है।

---

2. दवाइयाँ (Medications)

ओरल दवाइयाँ (Oral Medications)

- मेटफॉर्मिन (Metformin)
- सुल्फोनिलयूरिया (Sulfonylureas)
- DPP-4 इनहिबिटर्स आदि

इंसुलिन (Insulin)

- जब ब्लड शुगर दवाओं से नियंत्रित न हो।
- इंसुलिन के विभिन्न प्रकार और डोज डॉक्टर तय करेंगे।

इंसुलिन थेरेपी (Insulin Therapy) का विवरण हिंदी में दिया गया है:

---

1. परिभाषा (Definition)

इंसुलिन थेरेपी वह इलाज है जिसमें डायबिटीज (मधुमेह) के रोगियों में रक्त शुगर नियंत्रित करने के लिए इंसुलिन का उपयोग किया जाता है। यह विशेष रूप से टाइप 1 डायबिटीज या एडवांस टाइप 2 डायबिटीज में किया जाता है।

---

2. संकेत (Indications)

- **टाइप 1 डायबिटीज:** हमेशा आवश्यक।
- **टाइप 2 डायबिटीज:** जब मौखिक दवाइयाँ ब्लड शुगर नियंत्रित नहीं कर पाती।
- **गर्भावधि डायबिटीज (Gestational Diabetes):** जब डाइट और व्यायाम पर्याप्त न हों।
- **डायबिटिक इमरजेंसी:** जैसे डायबिटिक कीटोएसिडोसिस (DKA) या हाइपरऑस्मोलर हाइपरग्लाइसेमिक स्टेट (HHS)।

---

3. इंसुलिन के प्रकार (Types of Insulin)

प्रकार	आरंभ समय (Onset)	पीक (Peak)	अवधि (Duration)	उदाहरण (Example)
तेज़-क्रियाशील (Rapid-acting)	15–30 मिनट	1–3 घंटे	3–5 घंटे	लिस्प्रो (Lispro), एस्पार्ट (Aspart)
सामान्य (Short-acting)	30–60 मिनट	2–4 घंटे	5–8 घंटे	रेगुलर (Regular)
मध्य-क्रियाशील (Intermediate)	1–2 घंटे	4–12 घंटे	12–18 घंटे	NPH
दीर्घ-क्रियाशील (Long-acting)	1–2 घंटे	फ्लैट/कम	24 घंटे	ग्लार्जिन (Glargine), डेटेमिर (Detemir)
मिश्रित इंसुलिन (Premixed)	समय के अनुसार	समय के अनुसार	समय के अनुसार	70/30, 75/25 मिश्रण

4. इंसुलिन थेरेपी के तरीके (Methods of Insulin Therapy)

1. **मल्टीपल डेली इंजेक्शन (MDI):** लम्बी अवधि का बेसल इंसुलिन + भोजन से पहले तेज़/संक्षिप्त क्रियाशील इंसुलिन।
2. **दो बार दैनिक इंजेक्शन:** प्रीमिक्स इंसुलिन सुबह और रात के भोजन से पहले।
3. **कंटिन्यूस सबक्यूटेनियस इंसुलिन इन्फ्यूज़न (CSII):** इंसुलिन पंप द्वारा लगातार बेसल इंसुलिन + भोजन पर बोलस।
4. **इंट्रावीनस (IV) इंसुलिन:** इमरजेंसी में, डॉक्टर की निगरानी में।

---

5. उद्देश्य (Goals of Insulin Therapy)

- रक्त शुगर को सामान्य सीमा में बनाए रखना।
- हाइपरग्लाइसेमिया और हाइपोग्लाइसेमिया से बचाव।
- दीर्घकालिक जटिलताओं (किडनी, आंख, नस, हृदय) को रोकना।

---

6. महत्वपूर्ण बातें (Important Considerations)

- **समय का पालन:** इंसुलिन को डॉक्टर द्वारा निर्धारित समय पर दें।
- **इंजेक्शन साइट की रोटेशन:** त्वचा में मोटाई या गड्ढे बनने से बचाव।
- **ब्लड शुगर मॉनिटरिंग:** इंसुलिन देने से पहले और बाद में।
- **हाइपोग्लाइसेमिया के लक्षण:** कंपकंपी, पसीना, चक्कर, भ्रम।
- **संग्रहण:** अनखुली इंसुलिन को फ्रिज में रखें; जमने से बचाएँ।

---

3. नियमित निगरानी (Regular Monitoring)

- ब्लड शुगर नियमित जांचें।
- HbA1c हर 3–6 महीने पर जांचें।
- रक्तचाप और कोलेस्ट्रॉल भी समय-समय पर जांचें।

---

4. जटिलताओं से बचाव (Preventing Complications)

- पैरों की नियमित जांच करें।
- आंखों की जांच (Retinopathy) हर साल।
- गुर्दे की जांच (Kidney function) समय-समय पर।
- धूम्रपान और शराब से बचें।
- यहाँ **मधुमेह (Diabetes) के मिथक और तथ्य (Myths & Facts) हिंदी में** दिए गए हैं:

---

1. मिथक: सिर्फ मिठाई खाने से डायबिटीज होता है।

तथ्य: डायबिटीज का कारण सिर्फ शुगर नहीं है। यह आनुवंश, वजन, जीवनशैली और अन्य स्वास्थ्य कारणों से भी हो सकता है।

---

2. मिथक: डायबिटीज होने पर पूरी जिंदगी दवा ही लेनी पड़ेगी।

तथ्य: सही आहार, व्यायाम और जीवनशैली के बदलाव से कुछ मरीजों में ब्लड शुगर नियंत्रण में आ सकता है, लेकिन कुछ लोगों को हमेशा दवा या इंसुलिन की जरूरत होती है।

---

3. मिथक: टाइप 2 डायबिटीज सिर्फ मोटे लोगों को होता है।

तथ्य: पतले या सामान्य वजन वाले लोग भी टाइप 2 डायबिटीज हो सकता है। आनुवंश और जीवनशैली भी महत्वपूर्ण हैं।

---

4. मिथक: इंसुलिन लेने से शरीर की इंसुलिन उत्पादन क्षमता खत्म हो जाती है।

तथ्य: इंसुलिन लेने से शरीर की प्राकृतिक इंसुलिन क्षमता पर कोई स्थायी असर नहीं पड़ता। यह सिर्फ ब्लड शुगर नियंत्रित करने के लिए दिया जाता है।

---

5. मिथक: डायबिटीज वाले लोग मिठाई बिल्कुल नहीं खा सकते।

तथ्य: नियंत्रित मात्रा में और सही समय पर शुगर लेना संभव है। डायबिटीज के मरीज को संतुलित आहार का पालन करना चाहिए।

---

6. मिथक: डायबिटीज केवल बड़ों को होती है।

तथ्य: आजकल बच्चों और युवाओं में भी टाइप 2 डायबिटीज बढ़ रहा है।

---

7. मिथक: डायबिटीज में व्यायाम करना खतरनाक है।

तथ्य: नियमित व्यायाम डायबिटीज नियंत्रण में मदद करता है और शरीर के लिए सुरक्षित है।

मधुमहो क मिथक और तथ्य

मिथक		तथ्य
सिर्फ मिठाई खाने से डायबिटीज होता है।	✗	डायबिटीज सिर्फ शुगर से नहीं होती। आनुवंश, वजन, डेपमोली और अन्य ड्यास्थ्य कारण भी जिम्मेदार है।
डायबिटीज होने पर पूरी जिंदगी दवा ही लेनी पड़ेगी।	✓	सही आहार, व्यायाम ओर जीवनशेली से कुछ लोगों में ब्लड शुगर न्यिोढ्त हो सकता है, लेकि कुछ को हमेशा दवा या इंसुलिन की जरुरत होती
टाइप 2 डायबिटीज सिर्फ मोटे लोगों को होती है।	✗	इंसुलिन लेने से शरीर की प्राकृतिक इंसुलिन क्षमताग पर कोई स्यावी असर नहीं पड़ता.
इंसुलिना लेने से शरीर की इंसुलिन 3त्पादन क्षमता खत्म हो जाता ?	✓	नियत्रित मात्रा में ओर सही समय पर शुगर लेना सभ्मत है. संतुलित आहार का पालन
डायबिटीज वाते लोग मिठाई बिल्कुल नही खा सकते।	✗	आजकल बत्वों और युवाओं में भी टइप 2 डायबिटीज बढ़ रहा है।

अध्याय 2: स्वस्थ आहार और पोषण

मधुमेह के प्रबंधन में सबसे महत्वपूर्ण स्तंभों में से एक है **सही आहार**। हम जो खाते हैं, वह सीधे तौर पर हमारे रक्त शर्करा (ब्लड शुगर) के स्तर को प्रभावित करता है। इसका मतलब यह नहीं है कि आपको अपने पसंदीदा खाने को पूरी तरह से छोड़ना होगा, बल्कि यह है कि आपको अपने खाने की आदतों में स्मार्ट बदलाव लाने होंगे।

1. मधुमेह में आहार का महत्व

मधुमेह में सही आहार और पोषण ब्लड शुगर (Blood Sugar) नियंत्रण के लिए बहुत महत्वपूर्ण है। यह दवा या इंसुलिन के असर को बेहतर बनाता है और दीर्घकालीन जटिलताओं (जैसे हृदय, किडनी, आँखों और पैरों की समस्या) को कम करता है।

---

2. आहार के सिद्धांत (Diet Principles in Diabetes)

1. **संतुलित भोजन (Balanced Diet)**
    - भोजन में कार्बोहाइड्रेट, प्रोटीन और वसा का संतुलन जरूरी है।
    - ज्यादा फैट और शुगर से बचें।
2. **नियमित भोजन (Regular Meals)**
    - दिन में 3 मुख्य भोजन और 2–3 हल्के नाश्ते।
    - लंबे समय तक भूखे न रहें, इससे ब्लड शुगर अस्थिर होता है।
3. **कार्बोहाइड्रेट की गुणवत्ता (Quality of Carbohydrates)**
    - जंक फूड, सफेद ब्रेड, मीठा, कोल्ड ड्रिंक कम करें।

- साबुत अनाज, दलिया, ब्राउन राइस, क्विनोआ, रोटी (गेहूं/जौ) लें।

4. **फाइबर का सेवन (High Fiber Foods)**
    - सब्जियाँ, दालें, फल, ब्राउन राइस, ज्वार, बाजरा।
    - फाइबर ब्लड शुगर को धीरे-धीरे बढ़ने देता है।
5. **संतृप्त वसा और ट्रांस वसा कम करें**
    - घी, मक्खन, तला-भुना कम।
    - ऑलिव ऑयल, मूंगफली का तेल, अलसी का तेल बेहतर।
6. **प्रोटीन (Protein)**
    - दालें, सोया, पनीर, अंडा, मछली, चिकन।
    - प्रोटीन मांसपेशियों को मजबूत रखता है और भूख नियंत्रित करता है।
7. **फल और मीठा (Fruits and Sugar)**
    - मीठे फलों में सीमित मात्रा (जैसे सेब, संतरा, पपीता)।
    - मीठे और जूस से बचें।
8. **नमक (Salt)**
    - ज्यादा नमक हृदय और ब्लड प्रेशर पर असर डाल सकता है।
    - नमक का सेवन सीमित रखें।
9. **पानी पिएं:** पर्याप्त मात्रा में पानी पीने से शरीर हाइड्रेटेड रहता है और यह ब्लड शुगर को नियंत्रित रखने में मदद करता है।
    - दिन में 8–10 गिलास पानी।
    - ज्यादा मीठी ड्रिंक्स से बचें।

3. मधुमेह में सेवन करने योग्य आहार

श्रेणी	सुझावित आहार
अनाज और रोटी	ब्राउन राइस, ओट्स, जौ, बाजरा, गेहूं की रोटी, क्विनोआ
दालें और प्रोटीन	मूंग, मसूर, चना, राजमा, सोया, अंडा, पनीर, मछली, चिकन
सब्जियाँ	पालक, मेथी, भिंडी, गाजर, टमाटर, गोभी, लौकी
फल	सेब, संतरा, अमरुद, पपीता, बेर
डेयरी	दूध, दही, पनीर (कम फैट)
नट्स और बीज	बादाम, अखरोट, चिया बीज, अलसी
तेल	ऑलिव ऑयल, सरसों का तेल, मूंगफली का तेल

4. मधुमेह में बचने योग्य आहार

- जंक फूड, तली हुई चीज़ें
- मिठाई, केक, बिस्कुट, कोल्ड ड्रिंक
- सफेद ब्रेड, सफेद चावल, मैदा आधारित उत्पाद
- अधिक नमक और प्रोसेस्ड फूड

5. विशेष सुझाव (Tips for Diabetes)

1. भोजन में धीरे-धीरे खाएँ।
2. हर भोजन में प्रोटीन और फाइबर शामिल करें।

3. रात का भोजन हल्का और समय पर लें।
4. ब्लड शुगर नियमित जांचें।
5. शारीरिक गतिविधि करें – चलना, योग, व्यायाम।

याद रखें, स्वस्थ आहार केवल ब्लड शुगर को नियंत्रित करने में ही नहीं, बल्कि आपके वजन को प्रबंधित करने और हृदय रोग जैसी जटिलताओं को रोकने में भी मदद करता है। अपने डॉक्टर या आहार विशेषज्ञ (dietitian) से परामर्श करके अपने लिए एक व्यक्तिगत आहार योजना बनवाना सबसे अच्छा है।

मधुमेह के लिए 7-दिन का आहार प्लान

दिन 1

सुबह (ब्रेकफास्ट): ओट्स का दलिया + 1 सेब

मध्य-सुबह (स्नैक): मुट्ठी भर बादाम

दोपहर (लंच): 2 चपाती (गेहूं/जौ), 1 कटोरी दाल, हरी सब्ज़ी, सलाद

शाम (स्नैक): ग्रीन टी + 1 फ्रूट (संतरा)

रात (डिनर): 1 कटोरी लौकी/भिंडी की सब्ज़ी, 1 चपाती, दही

दिन 2

सुबह: ओट्स पोरिज + 5–6 अखरोट

मध्य-सुबह: खीरे या गाजर की सलाद

दोपहर: ब्राउन राइस, राजमा या चना, हरी सब्ज़ी

शाम: हर्बल टी + 1 फल (पपीता)

रात: 2 चपाती, पनीर की सब्ज़ी, सलाद

दिन 3

सुबहः मूँग दाल चिल्ला + टमाटर की चटनी

मध्य-सुबहः 1 गिलास छाछ

दोपहरः 2 चपाती, मसूर दाल, पालक/मथी की सब्ज़ी

शामः ग्रीन टी + 5–6 बादाम

रातः क्विनोआ या ब्राउन राइस + मिक्स सब्ज़ी

दिन 4

सुबहः 2 उबले अंडे + 1 कटोरी ओट्स

मध्य-सुबहः खीरा/गाजर का सलाद

दोपहरः 2 चपाती, मूँग दाल, गोभी की सब्ज़ी

शामः हर्बल टी + 1 फल (सेब)

रातः 1 कटोरी दाल, 1 चपाती, लौकी की सब्ज़ी

दिन 5

सुबहः दलिया + अलसी के बीज + 1 फल (संतरा)

मध्य-सुबहः मुट्ठी भर अखरोट

दोपहरः ब्राउन राइस, पनीर की सब्ज़ी, हरी सब्ज़ी

शामः ग्रीन टी + खीरा/गाजर

रातः 2 चपाती, सोया की सब्ज़ी, सलाद

दिन 6

सुबह: ओट्स + दही + 1 फल (पपीता)
मध्य-सुबह: 5–6 बादाम
दोपहर: 2 चपाती, दाल, भिंडी या मेथी की सब्ज़ी
शाम: हर्बल टी + 1 फल (अमरुद)
रात: ब्राउन राइस + मिक्स सब्ज़ी, 1 कटोरी दही

दिन 7

सुबह: मूँग दाल चिल्ला + हरी चटनी

मध्य-सुबह: खीरा/गाजर का सलाद

दोपहर: 2 चपाती, राजमा/चना, हरी सब्ज़ी

शाम: ग्रीन टी + 5–6 अखरोट

रात: 2 चपाती, पनीर की सब्ज़ी, सलाद

महत्वपूर्ण टिप्स:

1. पानी दिनभर 8–10 गिलास पिएँ।
2. मीठा, तली-भुनी चीज़ें, जूस, कोल्ड ड्रिंक से बचें।
3. सब्ज़ियाँ और सलाद हमेशा खाएँ।
4. रात का भोजन हल्का और समय पर।
5. प्रतिदिन 30 मिनट हल्की-फुल्की वॉक या व्यायाम करें।

अध्याय 3: व्यायाम का महत्व

मधुमेह के प्रबंधन के लिए, आहार के बाद दूसरा सबसे महत्वपूर्ण स्तंभ है **नियमित व्यायाम**। व्यायाम सिर्फ़ शरीर को फिट रखने का एक साधन नहीं है, बल्कि यह आपके रक्त शर्करा (ब्लड शुगर) के स्तर को नियंत्रित करने का एक शक्तिशाली तरीका भी है।

1. व्यायाम कैसे मदद करता है?

1. **इंसुलिन संवेदनशीलता (Insulin Sensitivity) बढ़ाता है:** जब आप व्यायाम करते हैं, तो आपकी मांसपेशियाँ ऊर्जा के लिए ग्लूकोज का उपयोग करती हैं। इससे कोशिकाएं इंसुलिन के प्रति अधिक संवेदनशील हो जाती हैं, जिसका मतलब है कि वे उपलब्ध इंसुलिन का बेहतर उपयोग कर पाती हैं।
2. **ब्लड शुगर कम करता है:** व्यायाम के दौरान, मांसपेशियाँ सीधे रक्तप्रवाह से ग्लूकोज लेती हैं, जिससे ब्लड शुगर का स्तर कमं होता है।
3. **वजन कम करने और नियंत्रित रखने में सहायक:** नियमित व्यायाम कैलोरी जलाने में मदद करता है, जिससे वजन कम होता है। अधिक वजन, खासकर पेट के आसपास, इंसुलिन प्रतिरोध (insulin resistance) को बढ़ाता है, जो टाइप 2 मधुमेह का एक प्रमुख कारण है।
4. **हृदय और रक्त वाहिकाओं (Heart & Blood Vessels) को स्वस्थ रखता है:** व्यायाम हृदय को मजबूत करता है, रक्तचाप (blood pressure) और कोलेस्ट्रॉल को नियंत्रित करने में मदद करता है, जिससे हृदय रोग का खतरा कम होता है।

5. **तनाव और चिंता कम करता है:** व्यायाम करने से एंडोर्फिन नामक हार्मोन निकलते हैं, जो मूड को बेहतर बनाते हैं और तनाव को कम करते हैं।

6. मांसपेशियों और जोड़ों को मजबूत बनाता है।

2. कौन से व्यायाम करें?

A. कार्डियो / सहनशक्ति व्यायाम (Endurance/Cardio Exercise)

- हृदय और फेफड़ों को मजबूत बनाता है।
- ब्लड शुगर नियंत्रण में मदद करता है।

  उदाहरण:

- **चलना (Walking):** यह सबसे सरल और प्रभावी व्यायामों में से एक है। रोज़ाना 30 मिनट की तेज़ चाल पर्याप्त है।
- **साइकिल चलाना:** यह जोड़ों पर कम दबाव डालता है और एक बेहतरीन कार्डियो व्यायाम है।
- **तैराकी (Swimming):** यह पूरे शरीर का व्यायाम है और यह भी जोड़ों पर हल्का होता है।
- **नृत्य / Aerobics**

B. शक्ति / ताकत बढ़ाने वाले व्यायाम (Strengthening Exercise)

- वज़न उठाना या प्रतिरोध बैंड (resistance bands) का उपयोग करने से मांसपेशियों का निर्माण होता है, जो ग्लूकोज का अधिक प्रभावी ढंग से उपयोग करती हैं।
- स्क्वाट्स, वॉल पुश-अप्स

C. लचीलापन / स्ट्रेचिंग व्यायाम (Flexibility Exercise)

- जोड़ों और मांसपेशियों को लचीला बनाता है।
- उदाहरण:

- योगासन (Tadasana, Cat-Cow, Gentle Stretching)
- हाथ, पैर, गर्दन और कंधे की स्ट्रेचिंग

D. संतुलन व्यायाम (Balance Exercise)

- गिरने और चोट से बचाव करता है।
- उदाहरण:
    - एक पैर पर खड़े होना
    - Heel-to-Toe Walk

---

3. व्यायाम करने के सामान्य सुझाव

1. **अपने डॉक्टर से सलाह लें:** कोई भी नया व्यायाम कार्यक्रम शुरू करने से पहले, अपने डॉक्टर से बात ज़रूर करें, खासकर यदि आपको कोई अन्य स्वास्थ्य समस्या हो।
2. **नियमित रहें:** एक बार में बहुत ज़्यादा करने के बजाय, रोज़ाना थोड़ा-थोड़ा व्यायाम करना ज़्यादा फायदेमंद होता है। रोज़ाना कम से कम 30 मिनट हल्की-फुल्की गतिविधि करें ।
3. **धीरे-धीरे शुरू करें::** अचानक ज़्यादा व्यायाम से बचें। अगर आप अभी तक सक्रिय नहीं रहे हैं, तो धीरे-धीरे शुरुआत करें। रोज़ाना 10-15 मिनट से शुरू करें और धीरे-धीरे समय बढ़ाएं।
4. **ब्लड शुगर जांच:** व्यायाम से पहले और बाद में जरूरत पड़ने पर।
5. **गर्म कपड़े और आराम:** अगर ठंडा हो तो व्यायाम से पहले हल्की स्ट्रेचिंग।
6. **पानी पीना:** व्यायाम के दौरान पर्याप्त पानी पिएँ।
7. **दर्द या चोट होने पर:** व्यायाम रोकें और डॉक्टर से सलाह लें।

---

4. मधुमेह मरीजों के लिए सुरक्षित व्यायाम उदाहरण

व्यायाम प्रकार	उदाहरण	लाभ
कार्डियो	तेज़ चलना, साइक्लिंग, तैराकी	ब्लड शुगर नियंत्रण, वजन कम करना
ताकत बढ़ाने वाले	हल्का वजन, Resistance band, स्क्वाट्स	मांसपेशियों की ताकत, इंसुलिन संवेदनशीलता
लचीलापन	योग, स्ट्रेचिंग	जोड़ों और मांसपेशियों की लचीलापन
संतुलन	एक पैर पर खड़ा होना, Heel-to-Toe Walk	गिरने और चोट से सुरक्षा

5मरीज शिक्षा टिप्स

- व्यायाम को दिनचर्या का हिस्सा बनाएं।
- भोजन और दवा/इंसुलिन समय के अनुसार व्यायाम करें।
- अत्यधिक थकान या चोट होने पर व्यायाम बंद करें।
- व्यायाम और आहार के संयोजन से मधुमेह नियंत्रण बेहतर होता है।

व्यायाम आपके मधुमेह प्रबंधन का एक अभिन्न अंग है। यह आपको न केवल शारीरिक रूप से मजबूत बनाता है, बल्कि आपके आत्मविश्वास और मानसिक स्वास्थ्य को भी बेहतर करता है।

अध्याय 4: रक्त शर्करा (ब्लड शुगर) की निगरानी

मधुमेह के प्रभावी प्रबंधन के लिए, आपको यह जानना बहुत ज़रूरी है कि आपके शरीर में क्या हो रहा है। **रक्त शर्करा (ब्लड शुगर) की नियमित निगरानी** एक ऐसा उपकरण है जो आपको यह समझने में मदद करता है कि आपका आहार, व्यायाम और दवाएं आपके शुगर के स्तर को कैसे प्रभावित कर रही हैं। यह आपके लिए एक दिशा-निर्देश की तरह काम करता है, जिससे आप अपने उपचार योजना में ज़रूरी बदलाव कर सकें।

क्यों ज़रूरी है ब्लड शुगर की जांच?

1. **उपचार की प्रभावशीलता जानना:** जांच से पता चलता है कि आपकी दवा, इंसुलिन या जीवनशैली में बदलाव कितनी अच्छी तरह काम कर रहे हैं।
2. **उच्च और निम्न शुगर से बचाव:** यह आपको उच्च रक्त शर्करा (हाइपरग्लाइसीमिया) और निम्न रक्त शर्करा (हाइपोग्लाइसीमिया) जैसी खतरनाक स्थितियों को पहचानने और उनसे बचने में मदद करता है।
3. **समझना कि क्या काम करता है:** जब आप कोई नया भोजन खाते हैं या कोई नई शारीरिक गतिविधि करते हैं, तो आप जांच करके देख सकते हैं कि उसका आपके शुगर स्तर पर क्या प्रभाव पड़ता है।
4. **डॉक्टर के लिए जानकारी:** यह आपके डॉक्टर को आपकी स्थिति का सटीक मूल्यांकन करने और उपचार योजना को समायोजित करने के लिए महत्वपूर्ण डेटा प्रदान करता है।

ब्लड शुगर की जांच कब करें?

आपके डॉक्टर की सलाह के अनुसार, आपको दिन में कई बार जांच करनी पड़ सकती है, जैसे:

- **सुबह खाली पेट:** जागने के तुरंत बाद, कुछ भी खाने या पीने से पहले।

- **भोजन से पहले:** दोपहर या रात के खाने से ठीक पहले।
- **भोजन के 1-2 घंटे बाद:** यह बताता है कि भोजन का आपके ब्लड शुगर पर क्या असर हुआ।
- **सोने से पहले:** यह रात के दौरान शुगर के स्तर को नियंत्रित करने में मदद करता है।
- **जब आपको कोई लक्षण महसूस हो:** अगर आपको पसीना आना, घबराहट, चक्कर आना या अत्यधिक प्यास लगने जैसा कोई लक्षण महसूस हो, तो तुरंत जांच करें।

कैसे करें जांच?

आजकल, ग्लूकोमीटर से जांच करना बहुत आसान है।

1. अपने हाथों को अच्छी तरह धोएं और सुखाएं।
2. ग्लूकोमीटर में एक टेस्ट स्ट्रिप डालें।
3. लैंसिंग डिवाइस (lancing device) से उंगली के किनारे पर एक छोटी सी चुभन करें।
4. खून की एक बूंद को टेस्ट स्ट्रिप पर लगाएं।
5. कुछ ही सेकंड में, मींटर आपकी रीडिंग दिखा देगा।

लक्ष्य क्या होना चाहिए?

आपके लिए आदर्श ब्लड शुगर रेंज क्या होनी चाहिए, यह आपके डॉक्टर ही बता सकते हैं, क्योंकि यह आपकी उम्र, स्वास्थ्य और अन्य कारकों पर निर्भर करता है। फिर भी, एक सामान्य लक्ष्य इस प्रकार हो सकता है:

- **खाली पेट:** 80-130 mg/dL
- **भोजन के 2 घंटे बाद:** 180 mg/dL से कम

याद रखें, ये केवल सामान्य दिशानिर्देश हैं। आपका व्यक्तिगत लक्ष्य अलग हो सकता है। अपनी रीडिंग को एक डायरी में या ऐप में दर्ज करना बहुत उपयोगी होता है, ताकि आप अपने डॉक्टर के साथ इसकी समीक्षा कर सकें।

मधुमेह 7-दिन व्यायाम प्लान (Daily Exercise Schedule)

दिन	सुबह	मध्य-दिन/दोपहर	शाम/शाम का समय	टिप्स
दिन 1	तेज़ चलना – 20 मिनट	स्ट्रेचिंग – हाथ, पैर, गर्दन, कंधे	योगासन: Tadasana, Cat-Cow – 10 मिनट	हल्की स्ट्रेचिंग के साथ शुरू करें
दिन 2	साइक्लिंग – 20 मिनट	वॉल पुश-अप्स – 2 सेट, 10-12 बार	हल्का वजन उठाना – 10 मिनट	पानी पीते रहें, थकान से बचें
दिन 3	तेज़ चलना – 30 मिनट	स्ट्रेचिंग + योग – 10 मिनट	एक पैर पर खड़ा होना / Heel-to-Toe Walk – 5 मिनट	दर्द होने पर व्यायाम रोकें
दिन 4	तैराकी या वॉटर एरोबिक्स – 20 मिनट	हल्का वजन/Resistance Band – 10 मिनट	स्ट्रेचिंग – 5-10 मिनट	ब्लड शुगर जांचें, जरूरत हो तो स्नैक लें
दिन 5	तेज़ चलना – 25 मिनट	स्क्वाट्स – 2 सेट, 10-12 बार	योगासन: Cat-Cow, Gentle Twist – 10 मिनट	धीरे-धीरे सेट बढ़ाएँ
दिन 6	साइक्लिंग – 25 मिनट	स्ट्रेचिंग – 10 मिनट	एक पैर पर खड़ा होना / Balance exercise – 5 मिनट	चोट या थकान होने पर आराम करें
दिन 7	तेज़ चलना / वॉकिंग – 30 मिनट	हल्का वजन / Resistance Band – 10 मिनट	योग + स्ट्रेचिंग – 10 मिनट	दिनभर पानी पिएँ, नियमित रहें

अध्याय 5: दवाओं का सही उपयोग

मधुमेह के सफल प्रबंधन के लिए, जीवनशैली में बदलाव (आहार और व्यायाम) के साथ-साथ **दवाओं का सही उपयोग** भी उतना ही महत्वपूर्ण है। दवाएं आपके रक्त शर्करा (ब्लड शुगर) के स्तर को नियंत्रित करने में मदद करती हैं, खासकर तब जब जीवनशैली में बदलाव पर्याप्त न हो। यह समझना बहुत ज़रूरी है कि दवाएँ आपके स्वास्थ्य सेवा प्रदाता (doctor) के निर्देशानुसार ही ली जानी चाहिए।

1. दवाओं के प्रकार

मधुमेह के उपचार के लिए कई प्रकार की दवाएँ उपलब्ध हैं, और आपके लिए सबसे अच्छी दवा का चुनाव आपकी स्थिति और डॉक्टर की सलाह पर निर्भर करता है।

- **मुंह से ली जाने वाली दवाएँ (Oral Medications):** ये दवाएँ आमतौर पर टाइप 2 मधुमेह के मरीज़ों को दी जाती हैं। ये अलग-अलग तरीकों से काम करती हैं:
    - **इंसुलिन संवेदनशीलता बढ़ाना:** कुछ दवाएँ कोशिकाओं को इंसुलिन के प्रति अधिक संवेदनशील बनाती हैं, जिससे वे ग्लूकोज का बेहतर उपयोग कर पाती हैं। (उदाहरण: मेटफॉर्मिन)।
    - **इंसुलिन का उत्पादन बढ़ाना:** कुछ दवाएँ अग्न्याशय को ज़्यादा इंसुलिन बनाने के लिए उत्तेजित करती हैं।
    - **कार्बोहाइड्रेट के अवशोषण को धीमा करना:** कुछ दवाएँ खाने के बाद ब्लड शुगर के बढ़ने को रोकती हैं।

A. मेटफॉर्मिन (Metformin)

- सबसे आम दवा।
- लीवर में ग्लूकोज उत्पादन कम करती है।

- वजन बढ़ाने का कम खतरा।
- सामान्य खुराक: 500–2000 mg/day (डॉक्टर के अनुसार)।

B. सल्फोन्यूरियास (Sulfonylureas)

- पैनक्रियास से इंसुलिन उत्पादन बढ़ाती हैं।
- उदाहरण: ग्लीबेंक्लामाइड (Glibenclamide), ग्लिपिजाइड (Glipizide)।
- **सावधानी:** हाइपोग्लाइसीमिया (Low blood sugar) का खतरा।

C. डीपीपी-4 इनहिबिटर (DPP-4 inhibitors)

- उदाहरण: सिटैग्लिप्टिन (Sitagliptin)।
- ब्लड शुगर नियंत्रित करता है, वजन पर असर कम।

D. SGLT2 इनहिबिटर (SGLT2 inhibitors)

- उदाहरण: डापग्लिफ्लोज़िन (Dapagliflozin)।
- गुर्दे से ग्लूकोज की निकासी बढ़ाते हैं।

E. थियाजोलिडिनेडियॉन्स (TZDs)

- उदाहरण: पायोग्लिटाज़ोन (Pioglitazone)।
- शरीर की इंसुलिन संवेदनशीलता बढ़ाते हैं।

नोट: दवा की खुराक और प्रकार हमेशा डॉक्टर की सलाह से ही लें।

2. इंसुलिन थेरेपी (Insulin Therapy)

इंसुलिन थेरेपी तब जरूरत होती है जब शरीर खुद पर्याप्त इंसुलिन नहीं बना पाता या दवाओं से ब्लड शुगर नियंत्रित नहीं होता। टाइप 1 मधुमेह के मरीज़ों के लिए इंसुलिन लेना जीवन भर की आवश्यकता होती है। टाइप 2 मधुमेह के कुछ मरीज़ों को भी, जब मौखिक दवाएँ काम नहीं करतीं, तो इंसुलिन की ज़रूरत पड़ सकती है। इंसुलिन को इंजेक्शन के माध्यम से दिया जाता है। यह विभिन्न प्रकार का होता है (जैसे, तेज़-अभिनय करने वाला, लंबे समय तक

काम करने वाला), और आपका डॉक्टर तय करेगा कि आपके लिए कौन सा सबसे उपयुक्त है।

A. इंसुलिन के प्रकार (Types of Insulin)

प्रकार	समय / प्रभाव	उदाहरण
रैपिड-एक्टिंग (Rapid-acting)	10–30 मिनट में असर, 3–5 घंटे तक	Lispro, Aspart, Glulisine
शॉर्ट-एक्टिंग (Short-acting / Regular)	30–60 मिनट में असर, 5–8 घंटे तक	Regular insulin
इंटरमीडिएट (Intermediate-acting)	1–3 घंटे में असर, 12–16 घंटे तक	NPH
लॉन्ग-एक्टिंग (Long-acting)	धीरे-धीरे 24 घंटे तक	Glargine, Detemir, Degludec
मिक्स्ड इंसुलिन (Mixed)	तेजी + लंबी क्रिया मिलाकर	70/30, 50/50 Mix

---

B. इंसुलिन लगाने के तरीके (Administration)

1. **सबक्यूटेनियस (Subcutaneous Injection)**
   - पेट, जांघ, बांह या नितंब में।
2. **इंसुलिन पंप (Insulin Pump)**
   - लगातार इंसुलिन देने के लिए।
3. **इंसुलिन पेन (Insulin Pen)**
   - घर पर इस्तेमाल में आसान।

मधुमेह में दवा – देखभाल और सावधानियाँ

1. दवा लेने का सही तरीका (Proper Administration)

- दवा **डॉक्टर द्वारा बताई गई खुराक और समय** पर लें।
- दवा खाली पेट या भोजन के साथ लेने की जानकारी **डॉक्टर/फार्मासिस्ट से सुनिश्चित करें**।
- दवा **कभी भी अचानक बंद न करें**।
- दवा को **सही तरीके से स्टोर** करें – सूखा और ठंडा स्थान।
- एक्सपायर्ड दवा का प्रयोग न करें।

---

2. दवा के दौरान देखभाल (Monitoring During Medication)

- **ब्लड शुगर नियमित जांचें** – रोज़ाना या डॉक्टर के अनुसार।
- **हाइपोग्लाइसीमिया (Low Sugar)** के लक्षण जानें:
  - चक्कर, पसीना, कमजोरी, भूख, धड़कन तेज होना।
- **हाइपरग्लाइसीमिया (High Sugar)** के लक्षण जानें:
  - बार-बार पेशाब, ज्यादा प्यास, थकान, धुंधला दृष्टि।
- किसी भी **असामान्य लक्षण या एलर्जी** (खुजली, दाने, सूजन) पर तुरंत डॉक्टर से संपर्क करें।

---

3. दवा लेने की सावधानियाँ (Precautions)

1. **सही समय और खुराक** का पालन करें।
2. **दवा और आहार का तालमेल** रखें – कुछ दवाओं के साथ भोजन लेना आवश्यक।
3. **दूसरी दवा या सप्लीमेंट्स** लेने से पहले डॉक्टर से पूछें।

4. अगर **गर्भवती हैं या स्तनपान करा रही हैं**, दवा लेने से पहले डॉक्टर से सलाह लें।
5. **एल्कोहल और धूम्रपान** से बचें, क्योंकि यह ब्लड शुगर प्रभावित कर सकता है।

---

4. विशेष सावधानियाँ (Special Precautions)

- **इंसुलिन लेने वाले मरीज:**
  - रोज़ाना इंसुलिन की खुराक और समय का ध्यान रखें।
  - इंसुलिन लगाने से पहले जगह साफ और ड्राई हो।
  - इंसुलिन लगाने का स्थान **रोज़ाना बदलें**।
- **हाइपोग्लाइसीमिया की स्थिति में:**
  - तुरंत 15–20 ग्राम शुगर (जैसे ग्लूकोज टेबलेट, जूस) लें।
  - 15 मिनट बाद ब्लड शुगर जांचें।
- **बीमार होने पर:**
  - डॉक्टर की सलाह के अनुसार दवा जारी रखें।
  - अधिक पानी पिएँ और हल्का भोजन लें।

---

5. मरीज शिक्षा (Patient Education)

- दवा सिर्फ ब्लड शुगर नियंत्रित करने के लिए ही नहीं, बल्कि जटिलताओं (किडनी, हृदय, आँख, पैर) को रोकने के लिए भी महत्वपूर्ण है।
- दवा + आहार + व्यायाम = मधुमेह नियंत्रण।
- किसी भी **साइड इफेक्ट या बदलाव** पर तुरंत डॉक्टर को बताएँ।

इंसुलिन का स्वयं प्रशासन (Self-Administration of Insulin)

1. तैयारी (Preparation)

1. **हाथ धोएँ** और साफ रखें।
2. **इंसुलिन का प्रकार और खुराक** डॉक्टर द्वारा बताए अनुसार सुनिश्चित करें।
3. **सुई, पेन या इंसुलिन शॉट** तैयार करें।
4. इंसुलिन की **समय-सीमा और स्टोरेज** का ध्यान रखें:
   - कमरे के तापमान पर या फ्रिज में स्टोर करें।
   - जम जाने या गर्म होने से बचाएँ।

---

2. इंसुलिन लगाने की जगह (Injection Sites)

- **उपयुक्त स्थान:** पेट, ऊपरी बाह, जांघ, नितंब
- **स्थान बदलें:** रोज़ाना उसी जगह पर न लगाएँ।
- **सावधानी:** निशान, सूजन या घाव वाले हिस्से में न लगाएँ।

---

3. इंसुलिन लगाने की तकनीक (Technique)

A. सबक्यूटेनियस इंजेक्शन (Subcutaneous Injection)

1. इंजेक्शन जगह को साफ करें **एल्कोहल स्वैब** से।
2. त्वचा को हल्का खींचें (पिन्च) अगर जरुरत हो।
3. सुई को 90° (या बच्चे/पतले लोगों में 45°) से डालें।
4. इंसुलिन धीरे-धीरे इंजेक्ट करें।

5. सुई निकालें और हल्के से जगह दबाएँ।

B. इंसुलिन पेन (Insulin Pen) का उपयोग

1. पेन में कार्ट्रिज डालें और नीडल लगाएँ।
2. पेन को हिलाएँ अगर इंसुलिन मिश्रित हो।
3. खुराक सेट करें और इंजेक्ट करें।
4. इंजेक्शन के बाद नीडल हटा दें और सुरक्षित डस्टबिन में फेंकें।

---

4. सावधानियाँ (Precautions)

- **खुराक कभी बदलें नहीं**, बिना डॉक्टर की सलाह।
- इंजेक्शन लगाने से पहले **ब्लड शुगर चेक करें**।
- **सुई/पेन साझा न करें**।
- **हाइपोग्लाइसीमिया** के लक्षण जानें: पसीना, चक्कर, भूख, कमजोरी।
- इंजेक्शन लगाने के स्थान को **रोज़ बदलें**।
- **सुई सुरक्षित स्थान** पर फेंकें, बच्चों और पालतू जानवरों से दूर।

दवाएँ सिर्फ़ एक हिस्सा हैं। वे तभी सबसे अच्छा काम करती हैं जब उन्हें स्वस्थ आहार और नियमित व्यायाम के साथ जोड़ा जाता है।

अध्याय 6: मानसिक स्वास्थ्य और तनाव प्रबंधन

मधुमेह के प्रबंधन में सिर्फ़ शारीरिक देखभाल ही नहीं, बल्कि **मानसिक स्वास्थ्य** का ध्यान रखना भी बेहद ज़रूरी है। मधुमेह के साथ जीना एक भावनात्मक चुनौती हो सकती है। ब्लड शुगर के स्तर में उतार-चढ़ाव, आहार और व्यायाम की निरंतर चिंता, और भविष्य में होने वाली जटिलताओं का डर - ये सब तनाव और निराशा का कारण बन सकते हैं।

1. तनाव और मधुमेह का संबंध

- **तनाव (Stress)** शरीर में हार्मोन (जैसे कोर्टिसोल और एड्रेनालिन) बढ़ाता है।
- ये हार्मोन **ब्लड शुगर बढ़ा सकते हैं**।
- लंबे समय तक तनाव रहने पर:
    - इंसुलिन की कार्यक्षमता कम होती है।
    - ब्लड शुगर नियंत्रण मुश्किल हो जाता है।
    - हृदय रोग, उच्च रक्तचाप और वजन बढ़ने का खतरा बढ़ता है।

---

2. मधुमेह में तनाव के लक्षण

- लगातार चिंता या बेचैनी
- नींद में कमी / अनिद्रा
- भूख में बदलाव (ज्यादा या कम)
- थकान, चिड़चिड़ापन
- ब्लड शुगर में अचानक उतार-चढ़ाव

---

3. तनाव के कारण मधुमेह पर प्रभाव

कारण	प्रभाव
कोर्टिसोल हार्मोन बढ़ना	ग्लूकोज का स्तर बढ़ना
नींद की कमी	इंसुलिन की संवेदनशीलता कम होना
चिंता / डिप्रेशन	दवाओं और आहार पालन में बाधा
वजन बढ़ना	ब्लड शुगर नियंत्रित करना मुश्किल

---

4. तनाव प्रबंधन (Stress Management) के उपाय

A. मानसिक और भावनात्मक उपाय

- ध्यान (Meditation) और गहरी सांस (Deep Breathing)
- योग (Yoga) और रिलैक्सेशन एक्सरसाइज
- सकारात्मक सोच और मानसिक स्वास्थ्य पर ध्यान
- परिवार और मित्रों से बात करना

B. शारीरिक उपाय

- रोज़ाना **हल्का-फुल्का व्यायाम / वॉक**
- पर्याप्त नींद (7–8 घंटे)
- नियमित भोजन और संतुलित आहार
- शराब और धूम्रपान से बचाव

C. व्यवहारिक उपाय

- समय प्रबंधन और रोज़मर्रा के कामों की योजना बनाना
- हाइजीनिक लाइफस्टाइल अपनाना

- हाइपोग्लाइसीमिया और हाइपरग्लाइसीमिया की स्थिति के लिए तैयारी

5. मरीज शिक्षा टिप्स

- तनाव से ब्लड शुगर प्रभावित होता है, इसलिए **तनाव नियंत्रण महत्वपूर्ण** है।
- मरीज को बताएं कि **ध्यान, योग, व्यायाम और सही नींद** से मधुमेह नियंत्रण बेहतर होता है।
- तनाव के लक्षण महसूस होने पर **डॉक्टर या काउंसलर** से सलाह लें।
- नियमित **ब्लड शुगर मॉनिटरिंग** और दवा पालन तनाव प्रबंधन में मदद करता है।

मधुमेह के साथ जीवन जीना एक मैराथन की तरह है, स्प्रिंट की तरह नहीं। उतार-चढ़ाव आते रहेंगे, लेकिन सबसे ज़रूरी यह है कि आप अपनी देखभाल जारी रखें और अपने लिए दयालु बनें।

1. नींद और मधुमेह का संबंध

- पर्याप्त नींद शरीर में **इंसुलिन संवेदनशीलता (Insulin Sensitivity)** बनाए रखती है।
- नींद की कमी से **ब्लड शुगर बढ़ सकता है**।
- खराब नींद से:
    - भूख नियंत्रित करना मुश्किल होता है।
    - वजन बढ़ने और मोटापे का खतरा बढ़ता है।
    - तनाव हार्मोन (Cortisol) बढ़ते हैं, जिससे ब्लड शुगर अस्थिर होता है।
- मधुमेह वाले मरीजों में नींद की कमी **जटिलताओं** (जैसे हृदय रोग, उच्च रक्तचाप) का जोखिम बढ़ा सकती है।

---

2. नींद की कमी के लक्षण (Sleep Deprivation Symptoms)

- दिन में अधिक थकान और सुस्ती
- ध्यान केंद्रित करने में कठिनाई
- मूड में बदलाव, चिड़चिड़ापन
- भूख में बढ़ोतरी या अनियमित भोजन की इच्छा
- ब्लड शुगर में उतार-चढ़ाव

---

3. नींद और मधुमेह पर प्रभाव (Effects on Diabetes)

कारण	प्रभाव
कम नींद	इंसुलिन की कार्यक्षमता कम होना
नींद में बाधा	भूख बढ़ना और वजन बढ़ना
रात में अनियमित नींद	ब्लड शुगर अस्थिर होना
नींद की खराब गुणवत्ता	तनाव हार्मोन बढ़ाना → शुगर बढ़ना

---

4. मधुमेह में अच्छी नींद के उपाय (Tips for Better Sleep)

A. नींद का समय और गुणवत्ता

- रोज़ाना 7–8 घंटे सोएँ।
- सोने और जागने का समय नियमित रखें।
- सोने से पहले स्क्रीन (मोबाइल/टीवी) कम करें।

B. जीवनशैली / आदतें

- दिनभर हल्का-फुल्का व्यायाम करें।

- कैफीन (चाय/कॉफ़ी) और अल्कोहल कम लें।
- सोने से पहले भारी भोजन या मीठा न लें।

C. मानसिक शांति

- सोने से पहले ध्यान (Meditation) या गहरी सांस (Deep Breathing) लें।
- तनाव और चिंता कम करने के उपाय अपनाएँ।

D. वातावरण

- शांति और अंधेरा, ठंडा और आरामदायक कमरा।
- अच्छा गद्दा और तकिया।

---

5. मरीज शिक्षा (Patient Education)

- अच्छी नींद **ब्लड शुगर नियंत्रण** और मधुमेह प्रबंधन के लिए महत्वपूर्ण है।
- नींद की कमी और तनाव को नियंत्रित करना मधुमेह की जटिलताओं को कम करता है।
- नियमित व्यायाम, संतुलित आहार, और नींद का पालन ब्लड शुगर स्थिर रखने में मदद करता है।

1. मधुमेह और मानसिक स्वास्थ्य का संबंध

- मधुमेह केवल शारीरिक बीमारी नहीं है; यह मानसिक स्वास्थ्य को भी प्रभावित कर सकता है।
- लंबे समय तक ब्लड शुगर अस्थिर रहने से **तनाव, चिंता (Anxiety) और अवसाद (Depression)** हो सकता है।

- मानसिक स्वास्थ्य पर असर पड़ने से **दवा, आहार और व्यायाम पालन** प्रभावित होता है।
- मानसिक स्वास्थ्य और मधुमेह आपस में **स्पष्ट रूप से जुड़े हुए हैं**।

---

2. मानसिक स्वास्थ्य पर मधुमेह का प्रभाव

प्रभाव	विवरण
तनाव (Stress)	ब्लड शुगर बढ़ सकता है, इंसुलिन प्रभाव कम होता है
चिंता (Anxiety)	दवा और आहार का पालन प्रभावित हो सकता है
अवसाद (Depression)	ऊर्जा, नींद और दैनिक गतिविधियों में कमी
भावनात्मक अस्थिरता	मोटिवेशन कम होना, जीवन शैली के नियमों में कमी

---

3. मानसिक स्वास्थ्य बनाए रखने के उपाय (Mental Wellbeing Tips)

A. भावनात्मक और मानसिक उपाय

- ध्यान (Meditation) और गहरी सांस (Deep Breathing)
- योगासन (Yoga) और रिलैक्सेशन तकनीक
- सकारात्मक सोच और आत्म-संवाद (Positive Self-talk)
- परिवार और मित्रों से खुलकर बात करना

B. शारीरिक उपाय

- रोज़ाना हल्का-फुल्का व्यायाम / वॉक

- पर्याप्त नींद (7–8 घंटे)
- संतुलित आहार और समय पर भोजन
- शराब और धूम्रपान से बचाव

C. व्यवहारिक उपाय

- दैनिक गतिविधियों और समय प्रबंधन पर ध्यान
- शौक और मनोरंजन में समय बिताना
- हाइपोग्लाइसीमिया और हाइपरग्लाइसीमिया के लिए तैयारी

---

4. नर्सिंग/मरीज शिक्षा टिप्स

- मानसिक स्वास्थ्य को मधुमेह प्रबंधन का हिस्सा बनाना ज़रूरी है।
- तनाव, चिंता या अवसाद के लक्षण महसूस होने पर **डॉक्टर या काउंसलर** से संपर्क करें।
- व्यायाम, आहार, नींद और दवा पालन के साथ मानसिक स्वास्थ्य बनाए रखना ब्लड शुगर नियंत्रण में मदद करता है।
- परिवार और दोस्तों का सहयोग मानसिक स्वास्थ्य को मजबूत बनाता है।

अध्याय 7: जटिलताओं से बचाव

मधुमेह को प्रभावी ढंग से प्रबंधित करने का सबसे महत्वपूर्ण कारण है, इससे जुड़ी दीर्घकालिक **जटिलताओं (complications) से बचाव**। यदि ब्लड शुगर का स्तर लंबे समय तक बढ़ा रहता है, तो यह शरीर के विभिन्न अंगों, जैसे हृदय, गुर्दे, आँखें और तंत्रिका तंत्र को गंभीर नुकसान पहुँचा सकता है। अच्छी बात यह है कि सही आत्म-देखभाल और नियमित चिकित्सा जांच से इन जटिलताओं को रोका जा सकता है या उनकी प्रगति को धीमा किया जा सकता है।

प्रमुख जटिलताएँ और उनसे बचाव के उपाय

मधुमेह में रक्त शर्करा के असामान्य स्तर (Low & High Sugar Episodes / Hypoglycemia & Hyperglycemia) से निपटने (Coping) की जानकारी

1. परिचय (Introduction)

मधुमेह में रक्त शर्करा (Blood Sugar) का असामान्य होना स्वास्थ्य के लिए खतरनाक हो सकता है। इसे दो प्रकार में देखा जाता है:

1. **लो शुगर (Hypoglycemia / कम रक्त शर्करा)** – जब ब्लड शुगर सामान्य से बहुत कम हो जाता है।
2. **हाई शुगर (Hyperglycemia / अधिक रक्त शर्करा)** – जब ब्लड शुगर सामान्य से अधिक हो जाता है।

---

2. लो शुगर (Hypoglycemia)

कारण (Causes)

- दवा या इंसुलिन की अधिक खुराक
- खाने का समय छोड़ना या कम खाना

- अधिक व्यायाम
- शराब का सेवन

लक्षण (Symptoms)

- अचानक कमजोरी, थकान
- हाथ-पैर का काँपना
- पसीना आना
- भूख लगना
- चिड़चिड़ापन, घबराहट
- चक्कर या बेहोशी

पहचान और निगरानी (Identifying & Monitoring)

- ब्लड शुगर चेक करें (रक्त शर्करा <70 mg/dL अक्सर लो शुगर संकेत)
- मरीज के लक्षणों पर ध्यान दें
- रिकॉर्ड बनाएँ

देखभाल (Care)

- तुरंत 15–20 ग्राम त्वरित शर्करा दें (जैसे चीनी, शर्बत, ग्लूकोज टैबलेट)
- 15 मिनट बाद ब्लड शुगर फिर से जांचें
- अगला भोजन समय पर लें
- गंभीर स्थिति में डॉक्टर/आपातकालीन सहायता

सावधानियाँ (Precautions)

- स्नैक या त्वरित शर्करा हमेशा साथ रखें
- भोजन और दवा का समय नियमित रखें

- परिवार को लक्षण और प्राथमिक मदद की जानकारी दें

---

3. हाई शुगर (Hyperglycemia)

कारण (Causes)

- दवा या इंसुलिन मिस करना
- ज्यादा मीठा भोजन या कैलोरी
- तनाव या बीमारी
- शारीरिक गतिविधि की कमी

लक्षण (Symptoms)

- अधिक प्यास और बार-बार पेशाब
- थकान, कमजोरी
- धुंधला दिखाई देना
- मतली या उल्टी
- सांस लेने में कठिनाई (गंभीर स्थिति)

पहचान और निगरानी (Identifying & Monitoring)

- ब्लड शुगर चेक करें (रक्त शर्करा >180 mg/dL अक्सर हाई शुगर संकेत)
- लक्षणों पर ध्यान दें
- नियमित ब्लड शुगर रिकॉर्ड रखें

देखभाल (Care)

- दवा / इंसुलिन समय पर लें
- पर्याप्त पानी पिएँ

- हल्का व्यायाम (डॉक्टर अनुमति के अनुसार)
- गंभीर लक्षण होने पर तुरंत डॉक्टर से संपर्क करें

सावधानियाँ (Precautions)

- ब्लड शुगर नियमित जांचें
- भोजन, दवा और व्यायाम का समय स्थिर रखें
- डिहाइड्रेशन से बचें
- लक्षण और रिकॉर्ड डॉक्टर को दिखाएँ

हृदय और रक्त वाहिका रोग (Cardiovascular Diseases):

मधुमेह के मरीजों में हृदय और रक्त वाहिका रोगों का जोखिम अधिक होता है। उच्च रक्त शर्करा (Hyperglycemia) से धमनियों की दीवार पर प्रभाव पड़ता है, जिससे एथेरोस्क्लेरोसिस (Atherosclerosis), उच्च रक्तचाप (Hypertension), हृदयाघात (Heart Attack) और स्ट्रोक (Stroke) का खतरा बढ़ जाता है।

---

2. हृदय और रक्त वाहिका रोगों के प्रकार (Types of Cardiovascular Diseases in Diabetes)

1. **एथेरोस्क्लेरोसिस (Atherosclerosis)** – धमनियों में वसा जमाव।
2. **कोरोनरी आर्टरी डिजीज (Coronary Artery Disease)** – हृदय की धमनियों में रुकावट।
3. **हृदयाघात (Myocardial Infarction / Heart Attack)**
4. **हृदय की विफलता (Heart Failure)**
5. **स्ट्रोक (Stroke / Brain Attack)**
6. **उच्च रक्तचाप (Hypertension)**

---

3. लक्षण (Symptoms)

- छाती में दर्द या दबाव (Chest Pain / Angina)
- सांस लेने में कठिनाई (Shortness of Breath)
- थकान और कमजोरी (Fatigue)
- हाथ-पैरों में सूजन (Swelling of Limbs)
- धड़कन का अनियमित होना (Irregular Heartbeat)

---

4. देखभाल (Care)

1. **मधुमेह नियंत्रण:**
    - ब्लड शुगर का नियमित परीक्षण और नियंत्रण।
    - इंसुलिन या दवाइयों का सही समय पर सेवन।
2. **आहार (Diet):**
    - संतुलित आहार जिसमें कम वसा और उच्च फाइबर हो।
    - नमक और शक्कर की मात्रा नियंत्रित करें।
    - ताजे फल और सब्जियों का सेवन।
3. **व्यायाम (Exercise):**
    - रोजाना 30 मिनट हल्का व्यायाम जैसे पैदल चलना।
    - हृदय रोग की स्थिति अनुसार व्यायाम चुनें।
4. **धूम्रपान और शराब से परहेज़:**
    - धूम्रपान पूरी तरह बंद करें।
    - शराब सीमित मात्रा में या पूरी तरह न लें।

5. **दवा का पालन (Medication Compliance):**
    - ब्लड प्रेशर, कोलेस्ट्रॉल और हृदय की दवाइयों का नियमित सेवन।

---

5. निगरानी (Monitoring)

- **ब्लड शुगर**: रोजाना या डॉक्टर के अनुसार।
- **ब्लड प्रेशर**: हफ्ते में कम से कम 2–3 बार।
- **कोलेस्ट्रॉल और ट्राइग्लिसराइड्स**: 3–6 महीने में जांच।
- **हृदय संबंधी लक्षणों** पर ध्यान दें: छाती में दर्द, सांस फूलना, अचानक थकान।

---

6. सावधानियाँ (Precautions)

1. **लक्षणों की जानकारी:**
    - अचानक छाती में दर्द, पसीना आना, मतली या उल्टी – तुरंत डॉक्टर से संपर्क।
2. **दवाइयों का समय पर सेवन**।
3. **नियमित जांच**: ECG, Echocardiography, Stress Test (जैसा डॉक्टर सुझाए)।
4. **संतुलित जीवनशैली** अपनाएँ।
5. **तनाव कम करें**, क्योंकि तनाव हृदय रोग बढ़ा सकता है।

गुर्दे की बीमारी (Kidney Disease / Nephropathy):

मधुमेह में लंबे समय तक उच्च रक्त शर्करा के कारण गुर्दे की नलिकाओं (Nephrons) को नुकसान पहुँचता है। इसे **Diabetic Nephropathy**

कहते हैं। यह गुर्दे की कार्य क्षमता कम कर सकता है और अंततः **किडनी फेल्योर** (Kidney Failure) का कारण बन सकता है।

---

2. लक्षण (Symptoms)

- पेशाब में झाग या अत्यधिक प्रोटीन (Proteinuria)
- पैरों और आंखों के आसपास सूजन (Edema)
- थकान और कमजोरी
- उच्च रक्तचाप (Hypertension)
- भूख न लगना या मतली

---

3. देखभाल (Care)

1. **मधुमेह नियंत्रण:**
    - ब्लड शुगर का नियमित परीक्षण और नियंत्रण।
    - इंसुलिन या ओरल एंटी-डायबिटिक दवाइयाँ समय पर लें।
2. **आहार (Diet):**
    - प्रोटीन सीमित मात्रा में लें (डॉक्टर की सलाह अनुसार)।
    - नमक कम करें।
    - हरी सब्जियाँ, फल, और फाइबरयुक्त आहार।
    - तली-भुनी और जंक फूड से बचें।
3. **दवाइयाँ (Medication):**
    - ब्लड प्रेशर और कोलेस्ट्रॉल नियंत्रित करने वाली दवाएँ।
    - ACE inhibitors या ARBs (डॉक्टर की सलाह अनुसार) गुर्दे की सुरक्षा के लिए।

4. **व्यायाम:**
    - हल्का व्यायाम जैसे पैदल चलना।
    - थकान या किसी स्वास्थ्य समस्या होने पर डॉक्टर की सलाह लें।

---

4. निगरानी (Monitoring)

- **ब्लड शुगर**: रोजाना या डॉक्टर के अनुसार।
- **ब्लड प्रेशर**: नियमित रूप से।
- **यूरिया, क्रिएटिनिन, eGFR**: 3–6 महीने में।
- **यूरिन टेस्ट (Urine Albumin/Protein)**: 6–12 महीने में।
- **सामान्य स्वास्थ्य लक्षण**: सूजन, थकान, पेशाब में बदलाव।

---

5. सावधानियाँ (Precautions)

1. **लक्षणों पर ध्यान दें:**

   अचानक सूजन, अत्यधिक थकान, पेशाब में बदलाव – तुरंत डॉक्टर से संपर्क करें।
2. **दवाइयाँ नियमित लें**।
3. **नियमित जांच**: ब्लड प्रेशर, यूरिन और रक्त परीक्षण।
4. **पानी पर्याप्त पिएँ**, मगर डॉक्टर की सलाह अनुसार।
5. **धूम्रपान और शराब से परहेज़**।
6. **मधुमेह और उच्च रक्तचाप का नियंत्रण सबसे महत्वपूर्ण है।**

1. मधुमेह में आँखों की जटिलताएँ (Diabetic Eye Complications)

1. **डायबिटिक रेटिनोपैथी (Diabetic Retinopathy)**

- रेटिना की रक्त वाहिकाओं में नुकसान।
- शुरुआत में कोई लक्षण नहीं, बाद में धुंधली दृष्टि या दृष्टि कम होना।

2. **कातरेक्ट (Cataract)**
   - आँख का लेन्स धुंधला होना।
   - देखने में परेशानी, रोशनी में चमक महसूस होना।
3. **ग्लूकोमा (Glaucoma)**
   - आँख में दबाव बढ़ना।
   - शुरुआत में लक्षण नहीं, बाद में दृष्टि कम होना।
4. **दुर्घटना या चोट से दृष्टि समस्याएँ (Diabetic Macular Edema)**
   - रेटिना का सूजना।
   - बीच में दृष्टि का धुंधलापन, सीधा वस्तु टेढ़ा दिखना।

---

2. आँखों की देखभाल (Eye Care in Diabetes)

- **ब्लड शुगर नियंत्रण:** नियमित ब्लड शुगर बनाए रखें।
- **ब्लड प्रेशर और कोलेस्ट्रॉल नियंत्रण।**
- **नियमित आंखों की जांच:**
  - कम से कम **साल में एक बार** रेटिनोपैथी की जाँच।
  - डॉक्टर द्वारा OCT, फंडस फोटोग्राफी जैसी जाँच।
- धूप में **सन्सग्लासेस** पहनें।
- धूम्रपान और शराब से बचें।

---

3. निगरानी (Monitoring)

निगरानी का तरीका	विवरण
दृष्टि परीक्षण (Vision Test)	नियमित रूप से आंखों की जांच करें
आँख का दबाव (Eye Pressure)	ग्लूकोमा की जांच के लिए
रेटिना की जांच	डायबिटिक रेटिनोपैथी पता करने के लिए
धुंधली दृष्टि / दृष्टि कम होना	लक्षण आते ही तुरंत डॉक्टर से संपर्क

---

4. सावधानियाँ (Precautions)

1. आँखों में कोई **असामान्य लक्षण (धुंधली दृष्टि, धब्बे, फ्लोटर्स, रोशनी की चमक)** आए तो तुरंत डॉक्टर को दिखाएँ।
2. आँखों की दवा या इंसुलिन का **समय पर पालन** करें।
3. **संतुलित आहार और व्यायाम** ब्लड शुगर नियंत्रण में मदद करता है।
4. **चश्मा या कॉन्टैक्ट लेन्स** का उपयोग डॉक्टर की सलाह अनुसार करें।
5. आँखों की चोट या संक्रमण से बचाव करें।

---

5. मरीज शिक्षा (Patient Education)

- आँखों की जाँच और देखभाल मधुमेह प्रबंधन का महत्वपूर्ण हिस्सा है।
- शुरुआती लक्षणों की पहचान करके **दृष्टि हानि रोकी जा सकती है**।

- ब्लड शुगर, ब्लड प्रेशर और कोलेस्ट्रॉल नियंत्रण आँखों की जटिलताओं को कम करता है।
- नियमित व्यायाम, आहार, नींद और मानसिक स्वास्थ्य का ध्यान रखें।

तंत्रिका क्षति (Nerve Damage / Neuropathy):

मधुमेह में लंबे समय तक उच्च रक्त शर्करा (High Blood Sugar) तंत्रिकाओं (Nerves) को नुकसान पहुंचा सकती है। इसे **Diabetic Neuropathy** कहते हैं। यह हाथ, पैर, और कभी-कभी शरीर के अन्य हिस्सों में संवेदनशीलता और नियंत्रण में कमी का कारण बन सकती है।

---

2. लक्षण (Symptoms)

- हाथ और पैरों में झुनझुनी, जलन या दर्द (Tingling / Burning / Pain)
- सुन्नपन (Numbness)
- मांसपेशियों की कमजोरी (Muscle Weakness)
- संतुलन या चलने में समस्या (Balance Issues / Walking Difficulty)
- अचानक चोट का महसूस न होना

---

3. देखभाल (Care)

1. **मधुमेह नियंत्रण:**
   - ब्लड शुगर का नियमित परीक्षण और नियंत्रण।
   - दवाओं या इंसुलिन का सही समय पर सेवन।
2. **पैरों और हाथों की देखभाल (Foot & Hand Care):**
   - रोजाना पैरों की सफाई और निरीक्षण।

    - कट या चोट होने पर तुरंत साफ़ और कवर करें।
    - आरामदायक और फिट होने वाले जूते पहनें।
3. **दवा (Medication):**
    - दर्द और तंत्रिका संबंधी दवाइयाँ (जैसे Gabapentin, Pregabalin) डॉक्टर की सलाह अनुसार।
    - ब्लड शुगर नियंत्रक दवाइयाँ समय पर लें।
4. **व्यायाम (Exercise):**
    - हल्का व्यायाम, जैसे पैदल चलना या योग।
    - व्यायाम से रक्त संचार (Blood Circulation) बेहतर होता है।

---

4. निगरानी (Monitoring)

- **ब्लड शुगर:** रोजाना या डॉक्टर की सलाह अनुसार।
- **पैरों और हाथों का निरीक्षण:** रोजाना।
- **तंत्रिका लक्षण:** जलन, दर्द, सुन्नपन, संतुलन की कमी।
- **पैर की सूजन, फफोले या घाव:** तुरंत रिपोर्ट करें।

---

5. सावधानियाँ (Precautions)

1. **जूतों और मोज़े की सही देखभाल**: तंग या असुविधाजनक जूते न पहनें।
2. **काट-छील और चोट से बचें**: छोटे घाव भी गंभीर संक्रमण का कारण बन सकते हैं।
3. **गर्म पानी से पैर न धोएँ**: तंत्रिका क्षति होने पर जलन या चोट का एहसास नहीं होता।

4. **धूम्रपान और शराब से परहेज़।**
5. **नियमित डॉक्टर चेकअप:** तंत्रिका क्षति की स्थिति के अनुसार।
6. **संतुलित जीवनशैली:** आहार, व्यायाम और तनाव नियंत्रण।

पैर की जटिलताएँ (Foot Complications)

मधुमेह में लंबे समय तक उच्च रक्त शर्करा (Hyperglycemia) और तंत्रिका क्षति (Neuropathy) से पैरों में घाव (Wounds), संक्रमण (Infections) और रक्त संचार की कमी (Poor Circulation) हो सकती है। इसे **Diabetic Foot** कहा जाता है। यदि समय पर ध्यान न दिया जाए, तो पैर कटने (Amputation) तक की स्थिति आ सकती है।

---

2. लक्षण (Symptoms)

- पैर में घाव, फफोले या छाले (Wounds / Blisters)
- पैरों में जलन, झुनझुनी या सुन्नपन (Burning / Tingling / Numbness)
- पैर में सूजन (Swelling)
- त्वचा का रंग बदलना या घाव का ठीक न होना
- संक्रमण के संकेत: दर्द, लालिमा, गर्मी, बदबू

---

3. देखभाल (Care)

1. **मधुमेह नियंत्रण:**
    - ब्लड शुगर नियमित रूप से जांचें और नियंत्रण में रखें।
2. **पैर की स्वच्छता और सुरक्षा:**
    - रोजाना पैरों की सफाई और सूखी रखने की आदत।

    - चोट या घाव होने पर तुरंत साफ और कवर करें।
    - आरामदायक जूते और साफ़ मोज़े पहनें।
    - नाखूनों की देखभाल सावधानी से करें।
3. **दवा और उपचार:**
    - घाव में संक्रमण होने पर एंटीबायोटिक दवाएँ डॉक्टर की सलाह अनुसार।
    - दर्द और सूजन के लिए दवाएँ।
4. **व्यायाम:**
    - हल्का व्यायाम या पैदल चलना रक्त संचार को बढ़ाता है।

---

4. निगरानी (Monitoring)

- **पैरों की रोजाना जांच:** कट, छाले, फफोले, सूजन।
- **ब्लड शुगर**: नियमित जांच।
- **संक्रमण के लक्षण:** लालिमा, गर्मी, बदबू, दर्द।
- **पैर की त्वचा का रंग और तापमान**: असमानता दिखने पर डॉक्टर से संपर्क।

---

5. सावधानियाँ (Precautions)

1. **घाव पर दबाव न डालें** और चोट से बचें।
2. **गर्म पानी में पैर न डालें**, जलन या चोट का एहसास नहीं हो सकता।
3. **अत्यंत तंग जूते या मोज़े न पहनें**।
4. **धूम्रपान और शराब से परहेज़**।
5. **नियमित डॉक्टर चेकअप**।

6. **रक्त प्रवाह और तंत्रिका स्थिति बनाए रखें**: मधुमेह नियंत्रित करें।
7. **घाव या संक्रमण होने पर तुरंत चिकित्सक से संपर्क करें।**

निष्कर्ष

जटिलताओं से बचाव का सबसे अच्छा तरीका है **सक्रिय रहना**। इसका मतलब है कि आप सिर्फ़ दवाएँ न लें, बल्कि अपनी स्थिति के बारे में जानकारी रखें, नियमित रूप से जांच कराएँ, और अपने डॉक्टर के साथ मिलकर काम करें।

याद रखें, ये जटिलताएँ मधुमेह का अपरिहार्य (inevitable) परिणाम नहीं हैं। वे तभी होती हैं जब ब्लड शुगर का प्रबंधन ठीक से नहीं होता। सही आत्म-देखभाल से आप एक स्वस्थ और पूर्ण जीवन जी सकते हैं।

अध्याय 8: मधुमेह के साथ यात्रा

मधुमेह होने का मतलब यह नहीं है कि आपको अपनी यात्रा की योजनाएँ रद्द करनी होंगी। थोड़ी सी अतिरिक्त योजना और सावधानी के साथ, आप आत्मविश्वास से यात्रा कर सकते हैं और अपनी सेहत का ध्यान रख सकते हैं। चाहे आप छुट्टी पर जा रहे हों या काम के सिलसिले में, इन युक्तियों का पालन करने से आपकी यात्रा सुरक्षित और तनाव-मुक्त रहेगी।

यात्रा से पहले की तैयारी

1. **अपने डॉक्टर से बात करें:** यात्रा पर जाने से कम से कम 4-6 सप्ताह पहले अपने डॉक्टर से परामर्श करें।
    - उनसे पूछें कि आपके गंतव्य स्थान के अनुसार आपके दवा लेने के समय को कैसे समायोजित किया जाए, खासकर यदि आप अलग टाइम ज़ोन में यात्रा कर रहे हैं।
    - एक विस्तृत चिकित्सा रिपोर्ट, दवाओं की सूची, और डॉक्टर के संपर्क नंबर साथ रखें।
    - डॉक्टर से एक पर्चा (prescription) लिखवा लें, जिसमें आपकी दवाएं, उनके सामान्य नाम और खुराक लिखी हो।
2. **दवाओं और उपकरणों का स्टॉक:**
    - अपनी यात्रा के लिए पर्याप्त दवाएं, इंसुलिन, और टेस्ट स्ट्रिप्स पैक करें। कोशिश करें कि 1-2 सप्ताह की अतिरिक्त आपूर्ति साथ रखें।
    - इंसुलिन को हमेशा उसके मूल पैकेजिंग में और ठंडा रखने के लिए इंसुलिन कूलर बैग में रखें।
    - ग्लूकोमीटर, लैंसिंग डिवाइस और अतिरिक्त बैटरियां साथ रखें।
    - इन सभी को **हैंड बैगेज** में रखें, न कि चेक-इन लगेज में। तापमान के बदलाव से दवाएं खराब हो सकती हैं।

3. **खाने-पीने की योजना:**
    - अपने साथ कुछ स्वस्थ स्नैक्स पैक करें, जैसे कि मेवे, भुने हुए चने, या शुगर-फ्री बिस्किट।
    - हमेशा अपने साथ ग्लूकोज टैबलेट, कैंडी या कोई मीठा रस रखें, ताकि हाइपोग्लाइसीमिया (ब्लड शुगर कम होने) की स्थिति में तुरंत उसका सेवन किया जा सके।
    - उड़ान के दौरान, विमान के भोजन के समय और अपनी दवाओं के समय को ध्यान में रखें।

यात्रा के दौरान

1. **अपने मधुमेह की पहचान कराएं:** एक पहचान पत्र या ब्रेसलेट पहनें जिसमें लिखा हो कि आपको मधुमेह है। आपातकाल की स्थिति में यह बहुत सहायक होगा।
2. **नियमित जांच करें:** यात्रा के दौरान भी अपने ब्लड शुगर की नियमित जांच करें। यात्रा के कारण आपके खाने और शारीरिक गतिविधि में बदलाव आ सकता है।
3. **हाइड्रेटेड रहें:** खूब पानी पिएं, खासकर लंबी उड़ानों के दौरान।
4. **सक्रिय रहें:** लंबी उड़ान या ट्रेन यात्रा के दौरान, हर घंटे थोड़ा टहलें या बैठे-बैठे ही स्ट्रेचिंग करें।

यात्रा के बाद

1. **सामान्य दिनचर्या पर वापस आएं:** यात्रा से लौटने के बाद, अपनी सामान्य दिनचर्या, आहार और व्यायाम को फिर से शुरू करें।
2. **ब्लड शुगर की निगरानी:** कुछ दिनों तक अपने ब्लड शुगर की नियमित जांच करते रहें ताकि शरीर को नए माहौल में समायोजित होने का समय मिले।

इन सरल युक्तियों का पालन करके, आप अपनी यात्रा का पूरा आनंद ले सकते हैं और अपनी सेहत को भी नियंत्रण में रख सकते हैं।

सारांश और निष्कर्ष

प्रिय पाठक,

यह मार्गदर्शिका मधुमेह के साथ एक स्वस्थ और पूर्ण जीवन जीने में आपकी मदद करने के उद्देश्य से लिखी गई थी। हमने इस पूरी यात्रा में, मधुमेह को एक बीमारी के बजाय एक ऐसी स्थिति के रूप में देखा है जिसे सक्रिय और जागरूक रहकर प्रबंधित किया जा सकता है।

1. मधुमेह क्या है?

- मधुमेह एक ऐसी अवस्था है जिसमें शरीर रक्त में मौजूद शर्करा (ब्लड शुगर) का सही उपयोग नहीं कर पाता।
- यह तब होता है जब **इंसुलिन** पर्याप्त मात्रा में नहीं बनता (टाइप-1) या इंसुलिन ठीक से काम नहीं करता (टाइप-2)।
- अधिक शर्करा शरीर की नसों, हृदय, आँखों, किडनी और पैरों को नुकसान पहुँचा सकती है।

---

2. रोज़मर्रा की स्वयं-देखभाल

☑ **ब्लड शुगर की जाँच करें**

- डॉक्टर की सलाह अनुसार दिन में कई बार जाँच करें।
- रिपोर्ट/डायरी में नोट करें।

☑ **दवाएँ/इंसुलिन समय पर लें**

- कोई खुराक न छोड़ें।

- इंसुलिन इंजेक्शन की सही तकनीक सीखें।
- हमेशा अपने पास थोड़ी मीठी चीज़ (जैसे ग्लूकोज़ टैबलेट या चीनी) रखें।

☑ **सही खान-पान अपनाएँ**

- समय पर और संतुलित भोजन करें।
- साबुत अनाज, हरी सब्ज़ियाँ, फल (कम मीठे), दालें, दूध लें।
- मीठे पेय, तैलीय और फास्ट फूड से बचें।
- प्लेट छोटी रखें और खाने की मात्रा नियंत्रित करें।

☑ **व्यायाम करें**

- रोज़ कम से कम 30 मिनट टहलें या हल्का व्यायाम करें।
- नंगे पैर न चलें।

☑ **पैरों की देखभाल**

- रोज़ धोकर सुखाएँ।
- फटी त्वचा, कट या फफोले देखें।
- आरामदायक जूते पहनें।

☑ **अन्य सावधानियाँ**

- पर्याप्त पानी पिएँ।
- धूम्रपान और शराब से बचें।

---

3. सावधान करने वाले संकेत

⚠ **लो शुगर (Hypoglycemia)**

- पसीना आना, चक्कर, कमजोरी, चिड़चिड़ापन।
    👉 तुरंत 1 चम्मच चीनी, जूस या ग्लूकोज़ टैबलेट लें।

⚠️ **हाई शुगर (Hyperglycemia)**

- बार-बार पेशाब आना, बहुत प्यास लगना, थकान, धुंधला दिखना।
    👉 अगर बार-बार हो तो तुरंत डॉक्टर से मिलें।

---

4. नियमित जाँच करवाएँ

- साल में 1 बार आँखों की जाँच।
- किडनी की जाँच।
- हर विज़िट पर पैरों की जाँच।
- हर 3–6 महीने पर HbA1c टेस्ट।
- ब्लड प्रेशर और कोलेस्ट्रॉल की जाँच।

---

5. मरीज के लिए महत्वपूर्ण बातें

- हमेशा **"मैं मधुमेह रोगी हूँ"** लिखी पहचान कार्ड/ब्रेसलेट साथ रखें।
- डॉक्टर से बिना पूछे दवा बंद न करें।
- यात्रा में भोजन और दवा की योजना पहले से बनाएँ।
- तनाव कम करें (योग, ध्यान, संगीत, शौक से)।

✨ **मुख्य संदेश:**

"मधुमेह को सही आदतों से नियंत्रित किया जा सकता है। समय पर दवा, संतुलित भोजन, नियमित व्यायाम और डॉक्टर की जाँच से जीवन सामान्य और सुरक्षित रह सकता है।"

निष्कर्ष

यह पुस्तक केवल जानकारी का संग्रह नहीं है, बल्कि यह एक स्वस्थ जीवनशैली अपनाने का आह्वान है। मधुमेह का प्रबंधन एक दैनिक प्रतिबद्धता है, लेकिन यह आपको अपने स्वास्थ्य पर नियंत्रण रखने और अपने जीवन की गुणवत्ता को बढ़ाने का अवसर भी देता है।

याद रखें, आप अकेले नहीं हैं। आपके डॉक्टर, परिवार, मित्र, और यह मार्गदर्शिका इस यात्रा में आपके साथ हैं। खुद पर विश्वास रखें, सकारात्मक रहें, और अपने स्वास्थ्य को अपनी प्राथमिकता बनाएं।

हमें उम्मीद है कि यह मार्गदर्शिका आपके लिए एक उपयोगी साथी साबित होगी।

संदर्भ सूची (Bibliography)

यह पुस्तक मधुमेह के प्रबंधन के लिए प्रामाणिक और वैज्ञानिक जानकारी पर आधारित है। इस मार्गदर्शिका को तैयार करने में, हमने निम्नलिखित प्रतिष्ठित संगठनों और प्रकाशनों से प्राप्त ज्ञान और दिशानिर्देशों का उपयोग किया है:

- **अमेरिकन डायबिटीज एसोसिएशन (American Diabetes Association - ADA):**
  - *Standards of Medical Care in Diabetes*
  - आधिकारिक वेबसाइट और रोगी शिक्षा सामग्री।
- **विश्व स्वास्थ्य संगठन (World Health Organization - WHO):**
  - मधुमेह से संबंधित तथ्य पत्रक और दिशानिर्देश।
- **इंटरनेशनल डायबिटीज फेडरेशन (International Diabetes Federation - IDF):**
  - *IDF Diabetes Atlas*
- **राष्ट्रीय स्वास्थ्य और परिवार कल्याण मंत्रालय, भारत सरकार (Ministry of Health and Family Welfare, Government of India):**
  - राष्ट्रीय स्वास्थ्य पोर्टल (National Health Portal) पर उपलब्ध मधुमेह प्रबंधन से संबंधित जानकारी।
- **विश्वसनीय चिकित्सा जर्नल और प्रकाशन:**
  - *द लांसेट (The Lancet)*
  - *द न्यू इंग्लैंड जर्नल ऑफ मेडिसिन (The New England Journal of Medicine)*

www.ingramcontent.com/pod-product-compliance
Lightning Source LLC
LaVergne TN
LVHW090334210926
848480LV00004B/1404

9798903198573